Table des matières

Préface..2
Réception..5
Anamnese..11
Massage...22
Thérapie manuelle................................27
Facilitation neuromusculaire par la proprioception.......37
Mulligan...43
Exercices..46
Reprise de la marche............................53
Drainage lymphatique...........................55
Electrothérapie.....................................59
Rééducation du périnée........................62
Thérapie respiratoire.............................67
Pratique..70
Mot de la fin...72
Bibliographie..73

Préface

Qui suis-je ?

je m'appelle Caroline Braun et je suis la créatrice du Little Physio.

J'ai fait des études de traduction et travaillé comme traductrice indépendante pendant plusieurs années avant de changer complètement de voie et de devenir kinésithérapeute.

Cela fait maintenant plus de dix ans que je travaille dans la kinésithérapie, au début dans des hôpitaux et ensuite dans des cabinets.

Pourquoi le Little Physio ?

Tout au long de ces années, je me suis rendue compte des problèmes que posait le **manque de compréhension entre thérapeutes et patients étrangers** et des **conséquences désastreuses de cela sur la thérapie et la guérison des patients.**

Beaucoup de personnes disent que c'est au patient d'apprendre la langue du pays dans lequel il vit mais ce n'est pas toujours possible ou pas encore fait.

De plus, certains patients sont ici en vacances, ils visitent des membres de leur famille ou sont là pour le travail.

En tant que kinésithérapeute, je ne suis pas là pour juger mais pour effectuer ma thérapie et c'est à moi de me donner les moyens de la faire du mieux que je peux.

C'est la raison pour laquelle j'ai créé le Little Physio.

Ce **traducteur** est composé de **plusieurs centaines de phrases** qui permettent au thérapeute de **communiquer avec le patient étranger** et d'**effectuer sa thérapie beaucoup plus rapidement et facilement.**

Pour une utilisation simple, le livre est divisé en plusieurs chapitres comme "réception", "massage", "exercices", "drainage lymphatique" etc.

Ainsi, il est beaucoup plus facile et rapide de trouver les phrases dont vous avez besoin.

Pour compléter le livre, vous avez l'opportunité de vous procurer l'application pour téléphone mobile android, tablette android, ou bien Iphone ou Ipad.

L'application "Littlephysio" est disponible sur le Googleplaystore et sur l' appstore de Apple.

L'application est une version audio du livre, elle permet à votre portable ou à votre tablette de "parler" à votre place.
Vous appuyez sur la phrase que vous voulez et votre portable dit la phrase au patient dans sa langue.

Vous pouvez voir une démonstration à cette adresse: youtube ou littlephysio.com

Je pense que lorsqu'on devient kinésithérapeute, c'est parce qu'on désire aider son prochain et ceci qu'il parle notre langue ou pas.

Maintenant, c'est possible :)

Caroline Braun

Réception

Accoglienza

1. Bonjour
  Buon giorno

2. Je suis...
  Mi chiamo

3. Avez-vous une ordonnance?
  Ha una ricetta del dottore?

4. OUI
  Si

5. NON
  No

6. Avez-vous une carte vitale?
  Ha il libretto assicurativo?

7. Pouvez-vous apporter votre carte vitale la prochaine fois?

Lo può portare la prossima volta?

8. Pouvez-vous m'écrire votre numéro de téléphone, s'il vous plait?

Mi scrive il suo numero di telefono per favore?

9. Il y a une erreur sur l'ordonnance, vous devez retourner chez le medecin pour qu'il la corrige.

Qui C'é un sbaglio sulla ricetta per piacere vada di nuovo dal dottore, a chiedergli una ricetta nuova.

10. Avez-vous un rapport du médecin / des radios, des tomographies?

Ha un rapporto / Radiografia, TAC del dottore?

11. Pouvez-vous amener les radios, les tomographies la prochaine fois?

La prossima volta mi porti il rapporto, le radiografie?

12. Voici vos rendez-vous

Questi sono i suoi appuntamenti

13. Si les rendez-vous ne vous conviennent pas, dites le moi

Se li appuntamenti non vanno bene per lei, melo dica.

14. Ça ne va pas?

Qui non vá?

15. Pas ce jour là?

Questo giorno non vá?

16. Plutôt le matin

Meglio di mattina?

17. Plutôt l'après-midi

Meglio di pomeriggio?

18. Lundi

Lunedì

19. Mardi

Martedì

20. Mercredi

Mercoledì

21. Jeudi
Giovedì

22. Vendredi
Venerdì

23. Samedi
Sabato

24. Dimanche
domenica

25. Je suis désolée, vous êtes en avance
Mi dispiace, ma lei è in anticipo

26. Je suis désolée, vous êtes en retard
Mi dispiace, ma lei è in ritardo

27. Ce n'est pas possible cette semaine
Questa settimana non vá

28. Ce n'est pas possible aujourd'hui
Oggi non vá

29. A partir de la semaine prochaine
   La prossima settimana

30. A partir du mois prochain
   Il prossimo mese

31. La / le thérapeute est en vacances
   Il terapista é in vacanze

32. La / le thérapeute est malade
   Il terapista é malato

33. Voulez-vous un autre thérapeute ?
   Vuole andare da un altro terapista?

34. OUI
   Si

35. NON
   No

36. Voulez-vous avoir le / la même thérapeute?
   Desidera lo stesso terapista?

37. Voulez-vous attendre que le / la thérapeute revienne?

Vuole aspettare finché arriva il terapista?

38. Voici votre facture.

Qui é il suo conto

39. Voulez-vous payer maintenant ?

Vuole pagare adesso?

40. Voulez-vous payer contant?

Vuole pagare in contanti?

Anamnese

Anamnesi

1. **Deshabillez vous s'il vous plait**
   Si spogli per favore

2. **Pouvez-vous enlevez votre haut?**
   Può togliersi il disopra?

3. **Pouvez-vous enlever votre pantalon?**
   Può togliersi il pantalone?

4. **Pouvez-vous enlever votre jupe?**
   Può togliersi la gonna?

5. **Avez-vous des douleurs?**
   Ha dei dolori?

6. **Oui**
   Si

7. Non

No

8. Montrez moi où vous avez des douleurs

Mi faccia vedere dove ha dolori

9. Où sont vos douleurs ?

Dove ha dolori?

10. Les douleurs se diffusent-elles dans le bras?

Vanno per il braccio?

11. Les douleurs se diffusent-elles dans la jambe?

Vanno nella gamba?

12. Où les douleurs se diffusent ?

Fino dove arrivanno i dolori?

13. Montrez moi

Mi faccia vedere

14. Avez-vous des zones insensibles?

Sente la mancanza di sensibilità?

15. Où?

Dove?

16. Avez-vous des paralysies, faiblesses musculaires?

Ha dei sindromi di paralizzo?

17. Avez-vous des fourmis?

Ha dei formicolii?

18. Où?

Dove?

19. Depuis quand?

Da quando?

20. Depuis plusieurs jours

Da giorni

21. Depuis plusieurs semaines

Da settimane

22. Depuis plusieurs mois

Da mesi

23. Depuis plusieurs années
Da anni

24. Comment est la douleur?
Com'é il dolore?

25. Lancinante
Punge

26. Diffuse
Cupo

27. Par élancements
Tira

28. La douleur a-t-elle commencé doucement?
Il dolore si è sviluppato piano

29. La douleur a-t-elle commencé d'un seul coup?
Il dolore si è sviluppato subito?

30. La douleur persiste-t-elle longtemps?
Il dolore tiene a lungo?

31. Plusieurs secondes
Dei secondi

32. Plusieurs minutes
Dei minuti

33. Plusieurs heures
Delle ore

34. Plusieurs jours
Dei giorni

35. Avez-vous eu un accident?
Ha avuto un incidente?

36. Avez-vous déjà recu des soins ?
È stato visitato già?

37. Oui
   Si

38. Non
   No

39. Faites vous de l'hypertension?
   Lei soffre di ipertensione

40. Avez-vous le diabète?
   Ha il diabete?

41. Avez-vous des vertiges?
   Soffre di vertigini?

42. Etes vous enceinte?
   Lei è incinta?

43. Depuis combien de mois?
   Di quanti mesi?

44. Prenez vous des antidouleurs?

Prende dei antidolorifici?

45. Prenez vous des anticoagulants? / des médicaments?

Lei si prende dei medicamenti per diluire il sangue?

46. Avez-vous des problèmes de thyroide?

Ha dei problemi con la tiroide?

47. Avez-vous des problèmes cardiaques?

Ha dei problemi con il cuore?

48. Avez-vous des maux de tête?

Ha dei dolori di testa?

49. Vous êtes-vous fait opérer?

È stato operato?

50. Quand vous êtes-vous fait opérer?

Quando é stata l'operazione?

51. Il y a quelques jours
Da giorni

52. Il y a quelques mois
Da mesi

53. Il y a quelques années
Da anni

54. Vous devez aller chez le médecin
Lei ha bisogno di andare dal dottore

55. Avez-vous des douleurs liées à une activité / pendant une activité?
Ha dei dolori nel momento di sforzo?

56. Avez-vous des douleurs au repos?
Ha dei dolori nel momento di riposo?

57. Quand les douleurs sont-elles maximales?
In quale situazioni sono piú forte i dolori?

58. Le matin
La mattina

59. Le soir
La sera

60. La nuit
La notte

61. Toujours pareil
Sempre uguale

62. En marchant quand ça monte
Quando sale

63. En marchant quand ça descend
Quando scende

64. En montant les escaliers
Quando sale le scale

65. En descendant les escaliers

Quando scende le scale

66. Quand vous restez assis(e) longtemps?

Mentre è seduta alungo?

67. Après être resté assis(s) longtemps?

Dopo che è stato seduto molto tempo?

68. Lors de très petits mouvements?

mentre dei muovimenti piccoli?

69. Êtes vous allé(e) à l'hôpital/ en cure?

E stato all' ospedale, in casa di cura?

70. Combien de temps?

Per quando tempo?

71. Plusieurs jours

Alcuni giorni

72. Plusieurs semaines

Alcune settimane

73. Plusieurs mois
Alcuni mesi

74. Quand êtes vous sorti(e) de l'hôpital?
Quando è stato dimesso dall'ospedale?

75. Hier
Ieri

76. Avant-hier
Avanti ieri

77. Il y a quelques jours
Un paio di giorni fa

78. Combien ?
Quanti?

79. Il y a quelques semaines
Alcune settimane fa

80. Il y a quelques mois
Alcuni mesi fa

Massage

Massaggio

1. **Vous pouvez vous déshabiller**
   Si spogli per favore

2. **Pouvez-vous enlever votre haut?**
   Puo togliersi il disopra?

3. **Pouvez-vous enlever votre pantalon?**
   Puo togliersi il pantalone?

4. **Pouvez-vous enlever votre jupe?**
   Puo togliersi la gonna?

5. **Couchez vous sur le dos**
   Si puo sdraiarsi sulla schiena

6. **Couchez vous sur le ventre**
   Si puo sdraiarsi sulla pancia

7. Couchez vous sur le côté droit
   Si puo sdraiarsi sul'lato destro

8. Couchez vous sur le côté gauche
   Si puo sdraiarsi sul'lato sinistro

9. La tête ici, s'il vous plait
   La testa qui per favore

10. Voulez-vous une couverture?
   Vuole una coperta?

11. Avez-vous froid
   Ha freddo?

12. Avez-vous trop chaud?
   Ha caldo?

13. Mettez votre bras droit en bas
   Appoggi il braccio destro, sotto

14. Mettez votre bras drois en haut
Appoggi il braccio destro, sopra

15. Mettez votre bras droit le long du corps
Appoggi il braccio destro verso il corpo

16. Mettez votre bras gauche en bas
Appoggi il braccio sinistro, sotto

17. Mettez votre bras gauche en haut
Appoggi il braccio sinistro, sopra

18. Mettez votre bras gauche le long du corps
Appoggi il braccio sinistro verso il corpo

19. Asseyez vous, s'il vous plait
Si sieda per favore

20. Détendez vos épaules
Lasci sciolte la spalla

21. Regardez devant vous
Guardi avanti

22. Ça fait mal?
Le fà male?

23. Est-ce que je vous fais mal?
Le faccio male?

24. Montrez moi ou ça fait mal
Mi faccia vedere dove le fà male

25. Est-ce-que la pression est bonne / est-ce que j´appuie bien?
Va bene la pressione cosi?

26. OUI ?
SI?

27. NON?
NO?

28. Plus fort ?
Piu forte?

29. Moins fort?
Piu piano?

30. C'est mieux?
   Meglio?

31. C'est moins bien?
   Peggio?

Thérapie manuelle

Terapia manuale

1. **Vous pouvez vous déshabiller**
   Si spogli per favore

2. **Pouvez-vous enlever votre haut?**
   Puo togliersi il disopra?

3. **Pouvez-vous enlever votre pantalon?**
   Puo togliersi il pantalone?

4. **Pouvez-vous enlever votre jupe?**
   Puo togliersi la gonna?

5. **Où Avez-vous mal / des douleurs?**
   Dove ha dei dolori?

6. **Est-ce que vous allez mieux depuis la dernière thérapie?**
   Va meglio dal'ultima terapia?

7. Est-ce moins bien qu'avant?

È peggiorato?

8. Avez-vous plus de douleurs maintenant?

Ha più dolori di prima?

9. Avez-vous moins de douleurs maintenant?

Ha meno dolori di prima?

10. Où sont les douleurs maintenant / où Avez-vous mal maintenant

Dove ha adesso il dolore?

11. Tenez vous sur une jambe

Resti su una gamba

12. Maintenant, tenez vous sur l'autre jambe

Adesso su l'altra gamba

13. Tenez vous debout seulement sur les talons

Si metta sui calcagni

14. Tenez vous debout sur la pointes des pieds

Resti sulle punte dei piedi

15. Asseyez vous

Si sieda

16. Faites le dos rond

Si metta awolto su se stesso

17. Mettez la tête en avant / posez le menton sur votre sternum

Avvolga la testa

18. Ça tire?

Le tira?

19. Ça fait mal / C'est douloureux?

Fà male?

20. C'est moins douloureux comme ça?

Così di meno?

21. C'est plus douloureux comme ça?

Così di più?

22. C'est mieux ?

Meglio?

23. C'est pire?

Peggio?

24. Soulevez la tête

Alzi la testa

25. Regardez en l'air

Alzi la testa in sù / guardi in sù

26. Regardez vers le bas / baissez la tête

In giù la testa / Guardi in giù

27. Tournez la tête à gauche

Giri la testa a sinistra

28. Tournez la tête à droite

Giri la testa a destra

29. Penchez la tête à gauche

Pieghi la testa a sinistra

30. Penchez la tête à droite

Pieghi la testa a destra

31. Détendez / restez détendu(e)

Rilassare

32. N'essayez pas de m'aider, je fais le mouvement, vous restez détendu(e)

Non aiuti, io faccio i movimenti, si rilassi

33. Levez les bras

In alto le braccia

34. Levez le bras droit

In alto il braccio destro

35. Baissez le bras droit

Abbassi il braccio destro

36. Levez le bras gauche

In alto il braccio sinistro

37. Baissez le bras gauche

Abbassi il braccio sinistro

38. Pliez la jambe

Piegare la gamba

39. Tendez la jambe

Stendere la gamba

40. Pliez le genou

Piegare il ginocchio

41. Tendez le genou

Stendere il ginocchio

42. Levez la jambe

Alzare la gamba

43. Couchez vous sur le dos

Si può sdraiarsi sulla schiena

44. Couchez vous sur le ventre

Si può sdraiarsi sulla pancia

45. Couchez vous sur le côté droit

Si può sdraiarsi sul'lato destro

46. Couchez vous sur le côté gauche

Si può sdraiarsi sul'lato sinistro

47. La tête ici, s'il vous plait
La testa qui per favore

48. Asseyez vous
Si sieda

49. Faites le mouvement avec moi.
Faccia anche lei i movimienti insieme

50. Poussez contre ma pression
Spinga verso la mia resistenza

51. Poussez plus fort
Spinga più forte

52. Poussez moins fort
Spinga più piano

53. Ceci est un exercice à faire à la maison
Questo è un esercizio per farlo a casa

54. Pliez les jambes et posez les pieds sous les genoux
Le gambe erette

55. Contractez les muscles du ventre / faites marcher vos abdominaux

Tendere la pancia

56. Contractez les muscles fessiers

Tendere il sedere

57. Contractez les muscles des jambes

Tendere le gambe

58. Contractez les muscles des bras

Tendere le braccia

59. Détendez vos muscles / vous

Rilasciare

60. Il est possible que ça fasse un peu mal

Puo essere che fà male un pó

61. Je vous montre, ensuite vous le faites

Io le faccio vedere, lei lo rifá

62. Faites trois séries à 10 répétitions

Lo fá 3 volte 10

63. Faites trois séries à 15 répétitions
Lo fá 3 volte 15

64. Faites trois séries à 20 répétitions
Lo fá 3 volte 20

65. Faites trois séries à 30 répétitions
Lo fá 3 volte 30

66. Une fois par semaine
Una volta la settimana

67. Deux fois par semaine
Due volte la settimana

68. Trois fois par semaine
Tre volte la settimana

69. Une fois par jour
Una volta al giorno

70. Deux fois par jour
Due volte al giorno

71. Trois fois par jour

Tre volte al giorno

72. Faites l'exercice devant le miroir

Faccia questi esercizi d'avanti lo specchio

73. Asseyez vous devant le miroir

Si sieda d'avanti lo specchio

74. Restez debout devant le miroir

Si metti in piedi d'avanti lo specchio

75. Ça ne doit pas faire mal

Questo non deve far del male

76. Ça ne doit pas arriver

Questo non deve succedere

Facilitation neuromusculaire par la proprioception

Rieducazione propriocettiva

1. Couchez vous sur le dos
   Si può sdraiarsi sulla schiena

2. Couchez vous sur le ventre
   Si può sdraiarsi sulla pancia

3. Couchez vous sur le côté droit
   Si può sdraiarsi sul lato destro

4. Couchez vous sur le côté gauche
   Si può sdraiarsi sul lato sinistro

5. La tête ici, s'il vous plait
   La testa qui per favore

6. Je vous montre comment faire le mouvement.

Le faccio vedere il movimento come deve fare

7. Je fais le mouvement, vous laissez le bras détendu

Io faccio il movimento e lei lascia il braccio rilasciato

8. Je fais le mouvement, vous laissez la jambe détendue

Io faccio il movimento e lei lascia la gamba rilasciata

9. Maintenant, appuyez/poussez contre ma pression

Spinga verso la mia resistenza

10. Ouvrez les doigts et la main

Apri le dita, la mano

11. Fermez les doigts et la main

Chiuda le dita, la mano

12. Tendez le coude

Stendere il gomito

13. Pliez le coude
   Piegare il gomito

14. Levez la jambe
   La gamba sù

15. Baissez la jambe
   La gamba giù

16. Contractez la jambe dans cette direction
   Tendere la gamba in questa direzione

17. Pliez le genou
   Piegare il ginocchio

18. Tendez le genou
   Stendere il ginocchio

19. Pliez la hanche
   Piegare i fianchi

20. Tendez la hanche
Stendere i fianchi

21. Détendez vous / détendez vos muscles
Rilassare

22. Plus
Di piú

23. Moins
Di meno

24. Plus fort
Piú forte

25. Moins fort
Piú debole

26. Moins vite
Piú piano

27. Plus vite
Piú svelto

28. Appuyez, poussez vers le haut
Spingere in sù

29. Appuyez, poussez vers le bas
Spingere giù

30. Maintenant dans l'autre direction
Adesso nell'altra direzione

31. En direction de l'épaule de l'autre côté
Direzione di fronte la spalla

32. En direction de la hanche de l'autre côté
Direzione di fronte ai fianchi

33. Vers l'oreille
Direzione verso l'orechio

34. Vers le nez

Direzione verso il naso

35. Vers la fenêtre

Direzione verso la finestra

36. Vers la porte

Direzione verso la porta

37. Vers le mur

Direzione verso il muro

38. Vers l'horloge

Direzione verso l'orologio

Mulligan

Mulligan

1. Montrez moi quel mouvement vous provoque des douleurs

Mi faccia vedere quale movimento fa male

2. Détendez vous / restez détendu

Si rilassi

3. Maintenant, recommencez le mouvement.

Ripeta il movimento

4. C'est mieux?

Meglio così?

5. Avez-vous des douleurs en montant les escaliers?

Ha dei dolori quando sale le scale?

6. Avez-vous des douleurs en descendant les escaliers?

Ha dei dolori quando scende le scale?

7. C'est mieux comme ça?

Meglio così?

8. Vous ne devez pas avoir de douleurs, si ça fait mal, dites stop.

Non deve avere dolore, se fà male mi dica "stop".

9. Si la ceinture vous fait mal, je peux mettre un petit coussin entre vous et la ceinture.

Se le fà male la cinta, metto un cuscino in mezzo.

10. Vous pouvez faire cet exercice à la maison avec une serviette.

A casa puo fare questo esercizio con un asciuga mano

11. Vous pouvez faire cet exercice à la maison avec une bande élastique.

A casa può fare questo esercizio con una gomma terapotica

12. Vous pouvez faire cet exercice à la maison avec un baton.

A casa può fare questo esercizio con un bastone

13. Vous pouvez acheter la balle dans un magasin de sport.

Questa palla la può comprare in un negozio sportivo

14. Vous pouvez acheter la bande élastique dans un magasin de sport.

Questa gomma terapotica la puó comprare in un negozio sportivo

15. Elle doit être rouge

Deve essere rosso

16. Elle doit être verte.

Deve essere verde

Exercices

Esercizi

1. Pliez
Piegare

2. Tendez
Stendere

3. Contractez vos muscles
Tendere

4. Détendez vos muscles
Rilasciare

5. Le postérieur en arrière
Il sedere in dietro

6. Contractez vos abdominaux / gardez les abdominaux contractés
Tendere la pancia / lasciare teso

7. Restez comme ça quelques secondes, ensuite détendez vos muscles

Rimanga così un paio di secondi, poi si rilasci

8. Il ne doit y avoir aucun mouvement.

Non ci deve essere un movimento

9. Ceci est pour la coordination

Questo e per la coordinazione

10. Faites trois séries à 10 répétitions

Lo fá 3 volte 10

11. Faites trois séries à 15 répétitions

Lo fá 3 volte 15

12. Faites trois séries à 20 répétitions

Lo fá 3 volte 20

13. Faites trois séries à 30 répétitions

Lo fá 3 volte 30

14. Faites une pause entre les séries

Faccia delle pause durante le sedute

15. Quelques secondes
Un paio di secondi

16. Quelques minutes
Un paio di minuti

17. Combien
Quanto?

18. Une fois par semaine
Una volta la settimana

19. Deux fois par semaine
Due volte la settimana

20. Trois fois par semaine
Tre volte la settimana

21. Une fois par jour
Una volta al giorno

22. Deux fois par jour
Due volte al giorno

23. Trois fois par jour

Tre volte al giorno

24. Faites l'exercice devant le miroir

Faccia questo esercizio davanti lo specchio

25. Asseyez vous devant le miroir

Si sieda davanti lo specchio

26. Restez debout devant le miroir

In piedi davanti lo specchio

27. Ceci est pour la musculation

Questo é per rinforzare

28. Faites le tous les jours à la maison

Farlo ogni giorno a casa

29. Faites les exercices devant le miroir pour pouvoir corriger les erreurs.

Faccia questi esercizi davanti lo specchio, per correggere se stesso

30. Cela ne doit pas arriver
Questo non deve succedere

31. Comme ça, c'est faux
Questo é sbagliato

32. Comme ça, c'est bien
Cosi é giusto

33. Lentement
Piano

34. Plus lentement
Più piano

35. Vite
Veloce

36. Plus vite
Più veloce

37. Pas de mouvements brusques
Non a strappi

38. Vous ne devez pas avoir de douleurs pendant des exercices.

Non deve avere dei dolori mentre fa l'esercizio

39. Si vous avez des douleurs pendant les exercices, ne les faites plus et dites le moi la prochaine fois

Se ha dei dolori mentre fa l'esercizio, lasci stare e melo dica la prossima volta

40. Avez-vous fait les exercices?

Ha fatto gli esercizi?

41. Avez-vous eu des douleurs?

Ha avuto dei dolori mentre ha fatto l'esercizio?

42. Montrez moi où vous avez eu des douleurs

Mi faccia vedere dov´ era il dolore?

43. Montrez moi comment vous faites l'exercice.

Mi faccia vedere come ha fatto l'esercizio.

44. Tenez vous debout sur la jambe droite

Stia in piedi sulla gamba destra

45. Tenez vous debout sur la jambe gauche

Stia in piedi sulla gamba sinistra

46. Tenez vous debout sur une jambe

Stia in piedi su una gamba

47. Ceci est pour l'équilibre

Questo é per l'equilibrio

48. Essayez de ne pas tanguer

Provi a non traballare

49. Essayez d'intégrer ce mouvement dans votre quotidien

Questo movimento puó farlo ogni giorno

Reprise de la marche

Rieducazione mobile

1. **Tenez vous droit(e)**
   Si metta diritto in piedi

2. **Faites des pas plus petits**
   Faccia dei passi più piccoli

3. **Faites des pas plus grands**
   Faccia dei passi più grande

4. **Faites des pas réguliers**
   Faccia dei passi regolari

5. **Roulez bien le pied**
   Faccia scorrere il piede

6. **D'abord le talon, ensuite le pied roule et se propulse en avant avec la pointe du pied**
   Prima sul calcagno, poi scorra il piede, spinga il piede avanti con il davanti del piede

7. Les béquilles accompagnent toujours la jambe malade

Questo aiuto deve andare con la gamba malata

8. Laissez les bras détendus le long du corps

Lasci andare le braccia penzolanti per il corpo

Drainage lymphatique

Linfodrainaggio

1. **On ne doit pas vous faire de prise de sang ou prendre votre tension à ce bras.**

   Su questo braccio non si deve misurare la pressione né fare puntura

2. **Vous devez faire attention à ne pas vous blesser**

   Cerci di non ferirsi

3. **Vous ne devez pas prendre de bain brûlant ou prendre de bain de soleil**

   Non deve fare bagno caldo né stare molto al sole

4. **Si vous remarquez une éruption cutanée, rendez vous immédiatement chez le médecin.**

   Se ha un sfogo doloroso, subito del medico

5. **Surélevez les jambes souvent, plusieurs fois par jour.**

   Metta piú tempo possibile al giorno le gambe alzate

6. Surélevez la jambe souvent, plusieurs fois par jour.
Metta piú tempo possibile al giorno la gamba alzata

7. Surélevez le bras souvent, plusieurs fois par jour.
Metta piú tempo possibile al giorno il braccio alzato

8. Avez-vous un bas de compression?
Ha una calza antitrombose?

9. Avez-vous des bas de compression?
Ha delle calze antitrombose?

10. Vous devez porter le bas tous les jours.
La calza la deve portare ogni giorno

11. Vous devez porter les bas tous les jours.
Le calze le deve portare ogni giorno

12. Vous devez porter le bas jour et nuit.
La calza la deve portare giorno e notte

13. Vous devez porter les bas jour et nuit.
Le calze le deve portare giorno e notte

14. **Vous ne devez pas porter de vêtements trop serrés.**

Non deve portare dei vestiti stretti

15. **Couchez vous sur le dos**

Si può sdraiarsi sulla schiena

16. **Tournez vous sur le ventre**

Si gira sulla pancia

17. **Pouvez-vous vous coucher sur le ventre ou préfèrez vous vous assoir?**

Si puó sdraiare sulla pancia o meglio sedersi?

18. **Assis(e)?**

Sedersi?

19. **Pliez la jambe et posez le pied sous le genoux**

Alzi la gamba

20. **Pliez les jambes et posez les pieds sous les genoux**

Alzi le gambe

21. Rapprochez vous un peu de moi
Scivoli un pó verso di me

22. Mettez vous un peu plus à gauche
Scivoli verso sinistra

23. Mettez vous un peu plus à droite
Scivoli verso destra

24. Mettez vous un peu plus haut
Scivoli verso la testa

25. Mettez vous un peu plus bas
Scivoli verso i piedi

26. Ça fait mal?
Fà male?

27. Ça ne doit pas faire mal
Non deve far male

Electrothérapie

Elettroterapia

1. Je vais poser deux électrodes

Le metto 2 elettrodi

2. Je vais poser quatre électrodes

Le metto 4 elettrodi

3. Il n'y a pas encore de courant électrique

Non scorre ancora corrente

4. Je monte un peu la puissance électrique

Giro piano ad alzere la corrente

5. Dites le moi, dès que vous sentez l'électricité

Mi dica quando comincia a sentire la corrente

6. Sentez vous l'électricité?

Sente la corrente?

7. Ça doit être agréable

Deve essere gradevole

8. Est-ce agréable?

É gradevole?

9. Vous ne devez sentir qu'un léger courant électrique

Deve sentire la corrente leggermente

10. Je baisse maintenant la puissance électrique jusqu'à ce que vous ne sentiez plus le courant.

Ora le giro la corrente giú finché non la sente piú

11. Cela va durer environ dix minutes

Dura ca. 10 minuti

12. Cela va durer environ quinze minutes

Dura ca 15 minuti

13. Cela va durer environ vingt minutes

Dura ca. 20 minuti

14. Lorsque c'est terminé, je reviens enlever les électrodes.

Quando é finito vengo é gli levo gli elettrodi

15. S'il y a un problème, appelez moi.

Se ha dei problemi, mi chiami

16. Je suis à côté

Sono quí vicino

Rééducation du périnée

Esercizi per la Diaframma pelvico

<u>Court</u>

1. Le périnée est un muscle qui se situe entre le pubis et le coccys.

Il diaframma pelvico é il muscolo frá l'osso pubico e il coccige.

2. Sa fonction principale est de fermer les ouvertures qui s'y trouvent.

La sua funzione é quella di chiudere le aperture che ci si trovano

3. Il travaille avec les muscles abdominaux et le diaphragme.

Lavora con i muscoli addominali e con il diaframma insieme.

4. C'est pour cela que ces muscles doivent aussi travailler pour remuscler le périnée.

Per questo bisogna far lavorare questi muscoli per rafforzare il diaframma pelvico.

5. Essayez de contracter le périnée en faisant comme si vous deviez aller aux toilettes mais que vous ne pouviez pas.

Provi a tendere il diaframma pelvico come se dovesse andare in bagno ma non puó.

Long

1. Le Périnée est le muscle situé entre les os coxaux latéraux (les os sur lesquels on s'assoit) le coccyx et le pubis.

Il diaframma pelvico é il muscolo che si trove trá l'osso ischio destro e sinistro, il coccige e l'osso pubico.

2. La fonction principale du périnée est le contrôle de la continence. Grâce à un entrainement régulier, vous pourrez éviter une incontinence ou améliorer la situation dans le cas d'une incontinence déjà présente.

Il diaframma pelvico ha il compito di controllare la vostra fuori uscita di urina e feci. Per questo bisogna allenarlo regolarmente.

3. Le périnée protège et soutient les organes situés dans le bassin. C'est pour cette raison qu'un entrainement du périnée permet d'éviter une descente d'organes.

Il diaframma pelvico dá supporto agli organi addominali da sotto, per questo con allenamento anticipa un abbassamento degli organi.

4. **Afin de fonctionner correctement, le périnée travaille avec les muscles abdominaux et le diaphragme, le muscle respiratoire le plus important.**

Per far sì che questi esercizi riecano il diaframma pelvico lavora con i muscoli addominali e il diaframma, il principale muscolo respiratorio.

5. **C'est pour cette raison qu'il faut faire travailler ces muscles afin de remuscler le périnée.**

Per questo bisogna far lavorare i muscoli per far sí che il diaframma pelvico si rafforzi

6. **Essayez de contracter votre périnée en vous imaginant que vous fermer votre anus et votre vagin.**

Provi a tendere il diaframma pelvico come se volesse chiudere l'ano e la sua vagina.

7. **Essayez de contracter votre périnéé en le contractant comme si vous aviez besoin d'aller aux toilettes mais que vous ne pouviez pas.**

Provi a tendere il diaframma pelvico come se devesse andare in bagno me non puó.

8. Inspirez profondément, contractez votre ventre et expirez en même temps.

Aspiri profondamente e poi respiri piano tendere la pancia

9. Je vous montre et ensuite vous le faites.

Le faccio vedere dopo lei lo rifá.

Thérapie respiratoire

Riabilitazione respiratoria

1. Inspirez par le nez
   Aspiri con il naso

2. Expirez par la bouche
   Respiri con la bocca

3. Je vous montre, ensuite vous le faites.
   Le faccio vedere come deve fare, e lei lo rifá

4. Lentement
   Piano

5. Plus lentement
   Più piano

6. Vite
   Veloce

7. Plus vite

Piú veloce

8. Profondément

Profondamente

9. Plus profondément

Più profondamente

10. Superficiellement

Superficialmente

11. Moins profondément

Più superficialmente

12. Respirez plus dans le ventre

Respiri piu nella pancia

13. Le ventre doit devenir plus gros lorsque vous inspirez

La pancia deve gonfiarsi quando lei aspire

14. Posez vos mains sur le ventre

Mette le mani sulla pancia

15. Posez vos mains sur la cage thoracique

Mette le braccia sul petto

16. Votre ventre doit faire bouger vos mains lorsque vous inspirez

Le sue mani si dovrebbero muovere dalli pancia quando lei aspire.

Pratique

Utile

1. Bonjour
Buon giorno

2. Au revoir
Ciao

3. S'il vous plaît
Prego

4. Merci
Grazie

5. Restez relaxé
Rilasci

6. C'est douloureux?
Fà male?

7. C'est mieux comme cela?
   Meglio cosi?

8. Plus fort?
   Più forte?

9. Oui
   Si

10. Non
   No

11. Je suis désolé, je ne comprends pas
   Mi dispiace, ma non la capisco

Mot de la fin

Je tiens à dire merci à tous ceux qui m'ont aidé à écrire la série "Little Physio"

Merci aux traducteurs, aux correcteurs, à ma famille et à mes amis qui ont tous participé de près ou de loin à l'aventure.

Merci aussi à ceux qui ont prêté leur voix pour l'application "Little Physio" ainsi que pour les vidéos de présentation.

Un grand MERCI à mon mari, qui a programmé les applications pour Android et pour Iphone... et pour tout le reste aussi :)

Merci à vous, lecteur fidèle, d'avoir acheté ce livre ou même plusieurs de mes livres (voir page suivante)

et

si vous appréciez le Little Physio, merci de bien vouloir laisser un commentaire sur Amazon, ce serait très gentil de votre part :)

Bibliographie

Série Little Physio

- Français => anglais
- Français => espagnol
- Français => italien
- Français => allemand
- Français => turc

ou

The Big Little Physio

- Français => anglais, espagnol, italien, allemand, turc

Série Le petit coach

- Le petit coach pour plus de bonheur
- Le petit coach pour booster la confiance en soi

Caroline Braun

www.ingramcontent.com/pod-product-compliance
Lightning Source LLC
Chambersburg PA
CBHW071802170526
45167CB00003B/1139